AF310434

EXPOSITION UNIVERSELLE DE 1867

A PARIS

RAPPORTS DU JURY INTERNATIONAL

PUBLIÉS SOUS LA DIRECTION

DE M. MICHEL CHEVALIER

CHIRURGIE DENTAIRE

ET

MATÉRIEL QU'ELLE EMPLOIE

PAR

Le Docteur THOMAS-W. EVANS

PARIS

IMPRIMERIE ET LIBRAIRIE ADMINISTRATIVES DE PAUL DUPONT

45, RUE DE GRENELLE-SAINT-HONORÉ, 45

1867

1868

CHIRURGIE DENTAIRE

CHAPITRE I.

CONSIDÉRATIONS GÉNÉRALES.

Peu de branches de la science ont offert, dans leurs développements, un spectacle plus curieux et plus instructif que celui que présente l'histoire de la science dentaire. Si, d'une part, on peut en faire remonter l'origine aux époques les plus reculées, d'autre part, on doit reconnaître que cette science est restée stationnaire durant des siècles ; et l'on peut même ajouter que la profession du dentiste n'est devenue une vraie science que dans les temps modernes, alors qu'on s'est attaché à recueillir les traditions éparses, et à rattacher l'étude des opérations buccales aux autres études médicales, notamment à la physiologie et à l'anatomie.

Nous venons de dire que les premières traces de cette branche médicale se montrent dès la plus haute antiquité. En effet, quatre siècles avant l'ère chrétienne, Hippocrate, s'appuyant sur des expériences faites longtemps avant son époque, recommande l'emploi de dents artificielles, et il enseigne même déjà la manière de les attacher au moyen de fils métalliques. Il y a dans d'autres auteurs anciens des observations du même genre. On a trouvé, dans les tombeaux égyptiens, des momies dont les dents creuses avaient été obturées par une opération analogue à celle qu'on emploie actuellement ; toutefois, il convient de remarquer qu'il serait difficile de déterminer si cette opération avait eu lieu du vivant de l'individu ou après sa mort pendant l'embaumement.

Jusque vers la fin du XVIII siècle, on faisait les dents artificielles uniquement avec l'ivoire ou avec les dents d'hippopotame ; mais, en 1794, un chimiste français eut l'idée d'en fabriquer en porcelaine ; quoique très-défectueuses, elles étaient légères et d'une assez belle nuance. Grâce à cette invention, la profession dentaire fit de notables progrès, en France, en Allemagne et en Angleterre.

Peu de temps après la révolution américaine, deux praticiens, l'un Anglais, et l'autre Français, Robert Woofendal et le docteur Gardette, allèrent s'établir dans la jeune république des États-Unis. Le premier s'installa à New-York ; l'autre, le docteur Gardette, à Philadelphie. Ces deux hommes furent les initiateurs de la science dentaire en Amérique, où elle devait prendre un grand essor et faire de rapides et décisifs progrès. Dès la fin du siècle dernier, le docteur Hudson, de Philadelphie, substituait, pour obturer les dents creuses, l'or en feuilles au plomb dont on se servait anciennement, d'où l'expression « plomber » les dents. On peut dire, sans crainte de se tromper, que c'est aux États-Unis que se trouve aujourd'hui le foyer d'où part le mouvement progressif de la chirurgie dentaire. Les faits que l'on va rapporter étayeront, nous le croyons, cette assertion, en établissant que, depuis une trentaine d'années, de nombreux et intelligents efforts ont été faits pour maintenir à la profession du dentiste le caractère scientifique qui lui est propre.

§ 1. — Écoles et établissements de chirurgie dentaire.

A cet effet on a fondé plusieurs écoles spéciales de chirurgie dentaire où ceux qui se destinent à la profession reçoivent une instruction méthodique. La première école de ce genre fut établie à Baltimore en 1840, avec autorisation légale de délivrer des diplômes de capacité à ceux qui en auraient suivi les cours et qui y auraient subi les examens réglementaires. Depuis cette époque, cinq autres institutions du même genre ont été créées dans différents États de l'Union : celle de New-York est la plus récente. Fondée avec l'autorisation et par ordre de la Législature de l'État, en 1866, cette école est aujourd'hui entièrement organisée et en pleine voie de prospérité. Les savants les plus distingués y occupent les différentes chaires et y enseignent l'histologie et la chirurgie dentaires, l'anatomie comparée et descriptive, la pathologie et la thérapeutique, la chimie et la métallurgie.

Déjà cette jeune faculté rivalise avec celles de Philadelphie et de Baltimore. Les professeurs de toutes ces écoles sont pour la plupart des dentistes, à l'exception des professeurs de chimie et d'anatomie de deux de ces établissements. On y enseigne, dans des cours annuels, la physiologie, l'anatomie, la chimie, la physique, la matière médicale, la thérapeutique et, plus spécialement, la physiologie de la bouche, les opérations buccales et la mécanique dentaire.

Les élèves de la Faculté de New-York reçoivent, comme ceux des Facultés de médecine, les leçons de clinique dans les hôpitaux. On voit que le diplôme de docteur chirurgien-dentiste, délivré par cette institution, a presque la même valeur que le diplôme des Facultés de médecine; aussi la plupart des gradués de cette école de chirurgie dentaire y ont-ils en même temps le diplôme de médecin.

Parmi ces établissements, celui de Philadelphie surtout, reconnu en 1862 par la Législature de l'État de Pensylvanie, se distingue par l'instruction variée et solide qu'il donne aux élèves. Indépendamment des chaires qui se trouvent dans toutes les institutions, l'école de Philadelphie possède une infirmerie spéciale, dans laquelle sont traités *gratuitement* un nombre considérable de patients. Aussi les cours de clinique de cette école jouissent-ils d'une grande célébrité aux États-Unis.

Le nombre des élèves s'accroît chaque année, et, grâce au zèle infatigable des hommes éminents qui professent dans sa Faculté, Philadelphie est devenue le centre de la science dentaire. A côté de ces écoles spéciales, il existe aux États-Unis de nombreuses sociétés de dentistes, telles que l'association de Brooklyn, la société odontographique de Pensylvanie, la société Américaine, celle des chirurgiens-dentistes de New-York, de Pensylvanie, de Michigan-Valley, de Philadelphie, etc. Il règne une grande émulation au sein de ces associations, qui correspondent entre elles et contribuent puissamment à faire marcher en avant la science à laquelle elles doivent leur origine.

En dehors des États-Unis il n'existe pas d'écoles spéciales de chirurgie dentaire ; toutefois, en Angleterre, on se préoccupe vivement de la nécessité d'établir des institutions analogues aux écoles américaines ; et, dans ces derniers temps, une tentative heureuse a été faite dans cette voie : en 1858, on a fondé à Londres un hôpital dentaire, qui, depuis cette époque, a rendu de bons services, grâce au zèle des praticiens qui y sont attachés. Quoique les fondateurs aient eu surtout en vue les bienfaits qu'un semblable établissement devait offrir aux classes indigentes, qui ne peuvent subvenir aux frais nécessités ordinairement par les opérations buccales, l'hôpital de Londres se rapproche, dans son organisation, des écoles de chirurgie dentaire américaines, en ce sens que ceux qui se destinent à la profession y trouvent un vaste champ d'investigation et que des cours de clinique y ont été institués. Indépendamment de cet établissement, il y a en Angleterre deux associations de dentistes dont les travaux se distinguent par leur variété et leur solidité.

Au surplus, l'Académie royale des chirurgiens de la Grande-Bretagne, dans le louable désir de maintenir la dignité de la profession dentaire, n'accorde le diplôme de chirurgien-dentiste qu'à ceux qui, après examen, justifient avoir suivi des cours réguliers dans les écoles reconnues par l'Académie, notamment des cours d'anatomie, de physiologie, de thérapeutique, de chimie, de chirurgie, de matière médicale et de clinique, dans un des hôpitaux de la Grande-Bretagne.

En Allemagne, on retrouve parmi les dentistes la même ardeur scientifique, surtout au sein de la Société de Vienne.

Du reste, en Angleterre, aux États-Unis, en France, en Allemagne, des revues nombreuses, surtout aux États-Unis, sont spécialement consacrées à la science dentaire, de sorte que le praticien peut constamment se tenir au courant des progrès de son art et des sciences collatérales.

§ 2. — Importance de la chirurgie dentaire.

L'exposé succinct, mais complet, que nous venons de faire de l'état actuel de la chirurgie dentaire et des progrès que cette science a réalisés depuis une trentaine d'années, aura suffi, nous le pensons, pour faire pressentir son importance pratique. On compte par milliers les opérations buccales qui se font chaque jour dans les grandes villes, telles que Londres, Paris, New-York, Vienne, Philadelphie et Berlin. Dans l'hôpital de chirurgie dentaire, à Londres, par exemple, dont nous avons parlé, plus de soixante-dix-huit mille opérations ont été pratiquées, et l'on compte, à New-York et à Philadelphie seulement, plus de mille ouvriers occupés à la fabrication des différents objets destinés à l'usage du chirurgien-dentiste. On comprend aisément qu'une science si généralement appliquée doive donner naissance à de nombreuses industries. Il faut au praticien des instruments très-variés, des pièces artificielles, des compositions diverses : il fait appel tantôt au chimiste, tantôt au pharmacien, plus souvent encore aux métallurgistes et aux fabricants d'instruments. Il emploie l'or, le platine, le plomb, l'argent et aussi, selon les circonstances, l'aluminium, le cuivre, le fer, le zinc, l'étain ; tous ces métaux, soit à l'état pur, soit dans des compositions diverses. Pour ses instruments, il fait usage, le plus souvent, de l'acier le plus fin ; il lui faut aussi l'ivoire, la porcelaine, le caoutchouc, des gommes, des acides, des parfums, des gaz, et des préparations chimiques. Tout cela donne lieu autour de lui à des transactions souvent considérables, et dont les résultats devaient nécessairement paraître à l'Exposition du Champ-de-Mars, où les produits de toutes les industries humaines ont été offerts aux regards du curieux et du penseur.

Ayant à traiter ici des divers objets et appareils qui appartiennent à la chirurgie dentaire, nous avons pensé que de cette étude devait résulter pour nous, ou une nouvelle confirmation d'un principe que nous croyions juste, ou la démonstration de notre erreur.

Voici la question que nous nous étions posée et à laquelle, après une épreuve nouvelle, nous répondons négativement : le chirurgien dentiste peut-il et doit-il exposer au même titre qu'un artiste ou qu'un industriel?

Lorsque le fabricant expose le produit de son industrie, l'artisan, l'objet qu'il a formé de sa main, l'artiste, le tableau qu'il a peint, la statue qu'il a modelée, ils présentent à l'appréciation du public et des experts des choses dont on peut juger le mérite, des objets qui, par eux-mêmes, mettent clairement en évidence l'habileté, l'intelligence, le talent ou le génie de leurs auteurs. Mais que peut exposer le dentiste pour montrer aux yeux du public, d'une manière incontestable, la supériorité de ses opérations? Le dentiste qui expose ne se trouve-t-il pas exactement dans la même position que le chirurgien qui prétendrait prouver sa supériorité professionnelle en exposant la jambe qu'il a amputée à côté de la jambe artificielle dont il a muni le patient? Alors même qu'un dentiste exposerait une pièce artificielle dont toutes les parties seraient d'un travail parfait, et qui aurait été construite avec les matériaux les plus avantageux, cette pièce prouverait-elle autre chose que l'habileté de l'ouvrier qui l'aurait exécutée et le goût du dentiste qui l'aurait commandée? Mais ce qu'il serait essentiel de savoir, ce qui intéresserait le public et pourrait seul montrer le mérite de l'exposant, reste inconnu : ce qu'il importerait, en effet, de savoir, c'est si le dentier a jamais été adapté à la bouche d'un patient, et si, dans ce cas, le patient s'en est bien trouvé. On pourrait en dire autant de tous les autres objets exposés par le dentiste au point de vue chirurgical, car il ne suffit pas d'exposer des mâchoires en plâtre, munies de dents artificielles, ou indiquant des opérations plus ou moins étonnantes ; il faudrait, pour juger du mérite de l'opérateur, examiner le patient même sur lequel on prétend avoir opéré ; il faudrait surtout connaître le résultat final de ces prodigieuses opérations.

Au reste, si, sur le continent européen, la plupart des praticiens se sont décidés à exposer des pièces artificielles et des spécimens de leurs opérations dentaires, il n'en est pas de même des dentistes anglais et américains. On les a vus rarement figurer parmi les exposants, et dans l'Exposition actuelle c'est à peine si l'on trouve quelques noms isolés de dentistes américains ou anglais.

Quelle est la raison de ce singulier contraste que l'on observe entre les praticiens du continent et ceux de l'Angleterre et des États-Unis ? Pourquoi les dentistes de ces derniers pays ont-ils admis le principe de ne point exposer, tandis que les praticiens du continent semblent rechercher avec avidité toutes les occasions pour exposer publiquement différents produits et faire étalage de leurs pièces artificielles ? Nous croyons que la réserve des dentistes anglais et américains doit être attribuée à l'influence qu'exerce sur eux l'instruction qu'ils reçoivent dans les écoles spéciales de chirurgie dentaire, écoles où on leur a inculqué le sentiment de la valeur et de la dignité de leur profession.

Toutefois, autant nous croyons fondé et juste le principe que les dentistes ne devraient pas figurer parmi les exposants, autant nous trouvons naturel que ceux qui produisent le matériel dont se sert la chirurgie dentaire exposent leurs produits. Ce sont là des objets qui témoignent de leur propre valeur, sans qu'il soit nécessaire, pour les apprécier, de recourir à d'autres recherches. Pour les dentistes ayant exposé au Champ-de-Mars, nous nous conformerons à l'ordre établi, en examinant dans ce rapport les objets qu'ils ont étalés, après que nous aurons passé en revue l'exposition, beaucoup plus sérieuse, des producteurs du matériel dentaire.

CHAPITRE II.

PROTHÈSE BUCCALE.

—

§ 1. — Dents artificielles.

Parmi les objets les plus indispensables au chirurgien-dentiste, figurent au premier rang les dents artificielles. Produire de bonnes dents est chose beaucoup plus difficile qu'on ne le croit communément. D'une part, il faut que, par le choix des substances employées dans la fabrication, les dents soient d'une solidité suffisante; et, d'autre part, il faut que, par leur forme, leur transparence et leur couleur, elles offrent une ressemblance vivante avec les dents naturelles.

Il faut aussi qu'elles soient légères, qu'elles résistent aux variations de la température causées par le feu auquel il faut les exposer, et qu'elles puissent s'adapter facilement aux diverses conformations du maxillaire. Combiner ainsi la grâce et la beauté avec la solidité et la durabilité des dents est un problème que peu de fabricants ont su résoudre.

Aussi les praticiens ont-ils, jusque dans ces derniers temps, inséré volontiers des dents humaines et animales à la place de celles qui manquaient, à cause de la forme, de la légèreté et de la nuance de ces dents; mais leur prix élevé et la facilité avec laquelle elles se décomposent, et aussi l'odeur fétide qu'elles engendrent, les ont fait abandonner pour des dents artificielles incorruptibles.

On fait encore de nos jours des dents artificielles avec les défenses de l'éléphant et les dents de l'hippopotame; mais ces dents se détériorant facilement, on donne la préférence aux dents minérales, lorsqu'elles sont légères, solides et bien nuancées.

Les dents de porcelaine sont les seules qui réunissent aujourd'hui ces qualités. Ces dents artificielles se composent de deux parties distinctes : la base et l'émail. La base se compose principalement de feldspath, de quartz et de kaolin ; l'émail est une composition de feldspath avec quelques traces de quartz.

Pour se servir du quartz dans la fabrication des dents, on le chauffe au blanc, puis on le plonge dans l'eau froide, et enfin on le réduit en une poudre impalpable.

Le feldspath, dont se servent de préférence les fabricants américains, est une variété très-blanche et se trouve en abondance à New-Bedford, près Boston, et dans les environs de Philadelphie. Comme le quartz, on l'expose d'abord à une haute température ; on le plonge ensuite dans l'eau froide, après quoi on le casse en morceaux, aussi réguliers que possible. Ensuite on en sépare les matières étrangères, on réduit les morceaux en poudre dans un mortier, ou mieux dans un moulin. Cette poudre est très-fusible, et, quand on la mêle au quartz ou au kaolin, elle s'infiltre comme une pâte subtile dans la masse et la rend translucide.

Quant au kaolin, avant de l'employer dans la fabrication des dents, on le lave soigneusement. Après que la partie la plus grossière s'est précipitée au fond du vase, on verse l'eau chargée des parcelles plus fines dans un autre vase pour l'y laisser jusqu'à ce que tout le kaolin se soit déposé, après quoi on jette l'eau et on fait sécher au soleil la précieuse poussière. Parfois on remplace avantageusement le kaolin par certaines variétés d'argile, telles que l'argile des environs de Baltimore. En préparant la pâte, surtout celle qui doit servir comme émail, il faut soigneusement éviter que des parcelles de poussière nuisible ne s'introduisent dans la masse.

Lorsque les dents ont été moulées, on les place dans un creuset et on les expose à une chaleur tempérée qui, sans les vitrifier, les rende assez dures pour recevoir l'émail. Bien émailler les dents est une opération qui réclame beaucoup de soin. On commence par les nettoyer minutieusement avec un pinceau très-doux; puis on applique l'émail, qui doit avoir la consistance d'une crème épaisse. Lorsqu'on désire donner à la dent artificielle des reflets nuancés, on applique sur la couronne de la dent un émail d'une couleur quelconque, le plus souvent jaune, que l'on revêt ensuite d'une autre couche plus claire, en ayant soin d'en recouvrir légèrement les autres parties de la dent.

Pour donner aux dents en porcelaine ces fines nuances qui les font si fortement rechercher par les praticiens, on se sert de différents métaux et oxydés. Pour obtenir, par exemple, une nuance rose claire, on ajoute à la masse de l'émail ou de la base l'or oxydé; pour obtenir la couleur pourprée du sang, on y introduit l'oxyde de manganèse, et, pour donner aux dents la teinte grise avec le reflet bleu particulier à la dent naturelle, il est indispensable d'ajouter à l'émail du platine à l'état spongieux.

De ces différentes substances employées pour colorer les dents artificielles, les plus importantes sont le platine spongieux, l'or et le titanium oxydés. Avec ces trois éléments essentiels, on peut, en les mélangeant diversement, obtenir presque toutes les couleurs et toutes les nuances désirables.

On fabrique des dents artificielles en France, en Belgique, en Allemagne, en Angleterre et aux États-Unis, mais ce sont ces deux derniers pays qui excellent dans cette fabrication difficile et délicate.

L'Exposition du Champ-de-Mars permet, du reste, de constater une fois de plus la perfection des dents artificielles et des instruments de chirurgie dentaire de l'Amérique. Parmi les représentants de cette branche d'industrie figure au premier rang M. Samuel White, le successeur de Jones et White, de Philadelphie. Les dents qu'il expose sont d'une fabrication irréprochable, et imitent la nature. Leur surface douce, semi-opaque et émaillée, n'a point cette apparence de vitrification si désagréable dans la plupart des dents artificielles. La forme est excellente ; elles reproduisent les différentes dents non-seulement de la mâchoire inférieure et supérieure, mais aussi des deux côtés de la bouche. Leur nuance est un mélange de brun et de jaune à la base, et d'un émail vif et clair à la partie tranchante de la dent. En même temps, elles sont légères et solides, et une longue pratique nous en a démontré la durabilité.

Les dents en bloc avec gencives en porcelaine, exposées par cette maison, sont de différentes grandeurs, et peuvent être, par conséquent, adaptées à toutes les bouches. Celles qui sont destinées à être montées sur caoutchouc durci sont munies d'un pivot avec tête qui les empêche d'être enlevées de leur base.

Parmi les objets exposés par M. White se trouve aussi une caisse d'instruments pour dentistes, laquelle renferme des objets variés, y compris d'excellents daviers. Tous ces instruments sont aussi soignés qu'ingénieux ; ils pèchent même par un trop grand fini du travail et un luxe qui me semble déplacé. Pourquoi, en effet, orner de pierres fines et d'incrustation les daviers, les pinces et les autres instruments dont le dentiste se sert constamment ? Mais l'or en feuilles et l'or spongieux de M. White sont d'excellents produits.

La maison de M. White, qui a reçu en Europe et aux États-Unis de très-nombreuses récompenses, occupe 300 ouvriers et entretient plus de 100 agents en Europe et en Amérique.

MM. Ash et fils, de Londres, ont exposé des dents artificielles qui rivalisent sous bien des rapports avec les dents américaines, dont elles imitent l'émail et la forme, sans néan-

moins atteindre entièrement la même perfection. Leurs dents
à plaques et en caoutchouc se rapprochent surtout de celles de
M. White, de Philadelphie, et leur or en feuilles est très-re-
marquable. L'établissement de MM. Ash et fils rend de grands
services aux praticiens européens par l'assortiment considérable de dents artificielles qu'il met à leur disposition.
MM. Ash et fils ont droit à la reconnaissance des hommes
de la profession, non-seulement à cause du choix varié qu'ils
leur offrent, mais aussi à cause du zèle qu'ils mettent à per-
fectionner constamment leurs produits.

Les dents exposées par M. Lemale se distinguent par la
beauté de leur nuance et de leur forme.

Parmi toutes les dents artificielles américaines, celles qu'exposent MM. Johnson et Lund, et qui sont destinées à être montées
sur caoutchouc, se distinguent par une fabrication très-soignée.

Dans une petite boîte de modeste apparence se trouvent
placées des dents artificielles admirables, qui constituent une
invention nouvelle, et que ne sauraient trop apprécier les
praticiens. Ce sont les dents de M. Samuel S. Stockton, de
Philadelphie : dents avec pivot minéral et trou transversal,
produit excellent de cette maison, établie depuis plus de
trente ans.

Parmi les fabricants français, MM. Hôpital, Poirier et Bil-
lard ont exposé des dents artificielles. Celles de M. Hôpital,
de Paris, imitent assez bien les dents américaines, et elles ont
sur celles-ci l'avantage du bon marché; mais elles n'en ont
ni la beauté ni la solidité.

§ 2. — Instruments de chirurgie dentaire.

Nous venons de mentionner les instruments de chirurgie et
l'or en feuilles fabriqués par M. White. Nous ajouterons quelques observations sur ces deux articles.

La fabrication des instruments de chirurgie dentaire offre
de grandes difficultés; aussi, peu de fabricants ont-ils jusqu'à
présent réussi à leur donner toute la perfection désirable.

Pour préparer l'acier, on emploie de préférence du fer de provenance suédoise. Il faut donner aux instruments une trempe particulière, selon l'usage que l'on se propose d'en faire. Tremper l'acier, c'est, à proprement parler, lui donner d'abord une dureté plus grande que le nécessaire, et ensuite lui rendre une plus grande douceur en l'exposant à l'action d'une chaleur tempérée. Le degré de chaleur est différent selon la trempe qu'on veut laisser et la teinte que doit posséder l'acier : à 570° Fahrenheit (200° centigrades), on obtient un acier bien trempé et d'une belle nuance bleue ; à 430° (150°), on a un acier d'une nuance jaune paille et fortement trempé.

Parmi les instruments dont se sert le dentiste, les daviers forment une spécialité dans laquelle peu de fabricants excellent. Jusque dans ces derniers temps, on les fabriquait le mieux aux États-Unis ; mais aujourd'hui, M. Éverard, Français d'origine et établi à Londres, fait des daviers qui rivalisent avec les daviers américains. Les instruments pour aurifier les dents sont des objets très-délicats, et leur fabrication exige beaucoup de précautions. Ils sont de forme et de trempe très-variées. Les uns doivent être très-durs, pour couper l'émail ; les autres flexibles et élastiques, pour se prêter aux cas spéciaux ; d'autres enfin doivent se terminer en lime. M. Chevalier, de New-York, et M. Gemmeric, de Philadelphie, excellent dans ce genre de fabrication. Les instruments de chirurgie dentaire qui se font en Angleterre sont bien trempés, et les limes pour dentistes, fabriquées par M. Stubbs, de Londres, jouissent particulièrement d'une grande réputation. Il convient d'ajouter que depuis la dernière Exposition universelle, les fabricants français ont fait de remarquables progrès dans la fabrication de certains instruments spécialement destinés à la chirurgie dentaire. On peut même dire que les limes françaises sont de nos jours aussi bonnes que les limes anglaises. Celles qui sont exposées par M. Romelin, de Paris, par exemple, méritent d'être signalées à l'attention des praticiens.

§ 3. — L'or dans la chirurgie dentaire.

Dans la chirurgie dentaire, on se sert de l'or sous différentes formes, soit qu'on veuille l'employer pour obturer les dents, soit le faire entrer dans la composition des diverses pièces artificielles. Pour ces pièces, l'opérateur doit employer l'or pur, ou du moins un or qui ne descende jamais au-dessous de 20 à 18 carats. Pour obturer les dents on emploie souvent l'or spongieux et l'or en copeaux (*shredded gold*); toutefois, on se sert le plus fréquemment de l'or en feuilles, dont on distingue plusieurs variétés dans la profession dentaire : l'or cohésif, l'or adhésif et l'or non adhésif. La fabrication de ces différentes variétés d'or est difficile ; car il faut que, tout en devenant très-malléable sous la main de l'opérateur, le métal offre néanmoins assez de résistance et de plasticité pour se souder à froid, se fixer solidement dans les cavités, et s'adapter régulièrement aux parois des dents.

Il y a des variétés d'or qui conviennent plus particulièrement à la fabrication de l'or en feuilles. L'or réputé pur ne l'est pas toujours d'une manière absolue; car il y a dans le commerce une certaine licence qui varie, pour l'or, de 1 à 2 millièmes, et on trouve dans l'or commercialement pur des parcelles de substances étrangères qu'il est très-difficile d'en séparer, telles que des parcelles de palladium et d'iridium. L'expérience nous prouve que l'or de certaines régions de la Californie, après avoir été épuré, est celui qui convient le mieux pour être réduit en feuilles à l'usage des dentistes. Pour se procurer une matière bien pure, il faut précipiter l'or chimiquement et le refondre ensuite. L'enclume sur laquelle on bat l'or en feuilles doit présenter une surface parfaitement propre, lisse et brillante comme celle d'un miroir. Le marteau dont on se sert doit être également propre et exempt de toute rouille. Autrement, quand on bat l'or, l'oxyde de fer se mêlerait mécaniquement au précieux métal, et lui enlèverait les propriétés qui le recommandent au praticien. Il convient aussi de battre l'or en feuilles dans une pièce bien aérée et où il n'y ait point de poussière qui puisse s'introduire dans le métal. Des précautions minutieuses doivent être observées relativement aux creusets dont on se sert pour fondre le métal.

Il faut faire usage de creusets dont la substance ne contient aucune trace métallique, car l'or le plus pur, fondu dans un creuset défectueux, perdrait quelque chose de sa pureté. Il faut également éviter de conserver l'or en feuilles dans des caisses de fer-blanc, parce que les surfaces brillantes ont une influence nuisible qui rend cassant l'or en feuilles. Ce n'est qu'en suivant toutes ces prescriptions et en observant toutes ces précautions qu'on parvient à préparer un or en feuilles qui réponde à toutes les exigences.

M. Abbey, de Philadelphie, justifie, par l'or en feuilles qu'il expose, l'ancienne réputation de sa maison, dont, depuis plus de vingt années, les produits surpassent toute autre fabrication de même nature. Cet or possède toutes les qualités essentielles pour aurifier les dents avec succès, soit qu'on veuille l'employer sans le recuire, soit que, pour le rendre adhérent, on le soumette à une température élevée. Il offre une grande uniformité d'épaisseur, de ténacité, de cohérence, de mollesse et une ductilité suffisante.

§ 4. — Emploi du caoutchouc.

Après avoir parlé des dents artificielles, de l'or en feuilles et de quelques autres objets destinés à la chirurgie dentaire, exposés au Palais du Champ-de-Mars, nous croyons devoir mentionner une substance qui a fait faire de grands et rapides progrès à la prothèse buccale, et qui se trouve au Champ-de-Mars dans presque toutes les vitrines : nous voulons parler du caoutchouc durci ou vulcanisé. Ayant eu occasion, dans un travail spécial, de traiter de cette substance, à l'égard de laquelle nous nous croyons fondé à revendiquer la priorité, nous nous bornerons à mettre en relief les nombreuses applications qu'elle a reçues dans la chirurgie.

La découverte du caoutchouc durci, quoique relativement récente, a cependant rendu plus faciles des opérations chirurgicales qui, avant cette découverte, offraient de notables difficultés. On emploie cette substance avantageusement quand les molaires doivent être très-hautes dans un dentier pour des deux mâchoires ; puis, surtout, quand l'absorption alvéolaire a été très-considérable dans la mâchoire inférieure ; et enfin quand, par suite de cette absorption, il est devenu nécessaire de remodeler et de restaurer la conformation primitive de la bouche et de la face. L'usage du caoutchouc est également précieux lorsque, par suite de blessures et d'opérations chirurgicales, un fragment d'os a été emporté ou enlevé, et qu'il faut remédier à ce défaut par des moyens artificiels.

Il y a encore d'autres cas où l'emploi du caoutchouc durci a donné des résultats qu'on n'aurait pas pu obtenir, je crois, par l'emploi d'une autre substance. Ce sont surtout des cas où l'os ayant été fracturé, il s'agit de le remplacer par une substance qui ait la consistance de l'os, afin de donner un appui suffisant aux parties molles.

Immédiatement après la guerre de Crimée, nous eûmes l'occasion de soigner plusieurs officiers français et russes, blessés à Sébastopol. La partie gauche de la mâchoire inférieure d'un des blessés français avait été entièrement fracturée, et une grande partie de l'os était perdue. Nous remplaçâmes l'os maxillaire par un appareil en caoutchouc, et, grâce à la propriété de cette substance de s'adapter à toutes les formes, nous réussîmes à restaurer entièrement la partie endommagée et à rendre à la mâchoire sa forme primitive.

Un cas semblable, mais plus grave, s'offrit pendant la guerre d'Italie, après la bataille de Solferino. Pendant que nous visitions les hôpitaux sur le théâtre des événements, notre attention fut appelée par le ministre de la guerre sur un officier dont l'os maxillaire de la mâchoire supérieure avait été complétement enlevé par une balle. Son état, d'abord alarmant, s'améliora; mais la nature de la blessure empêchait le patient de parler. Après la cicatrisation de la plaie, nous appliquâmes un appareil en caoutchouc qui, se substituant à l'os maxillaire qui manquait, donna à la face sa forme naturelle, offrit un appui aux parties molles, et rendit au blessé la faculté de parler.

Récemment encore, nous avons eu l'occasion de faire une opération analogue. Pendant la dernière insurrection polonaise, un général russe avait eu la mâchoire presque entièrement brisée par un coup de sabre. Cette fois encore, nous sommes parvenus à remplacer l'os maxillaire par un appareil en caoutchouc, et à donner à la face sa forme primitive, en même temps que nous rendions au général l'usage de la parole.

Une application non moins heureuse du caoutchouc durci a été faite également aux États-Unis. On se rappelle que, lors de l'assassinat du président Lincoln, M. Seward, le ministre des affaires étrangères des États-Unis, fut également victime d'une odieuse tentative. Il eut la mâchoire brisée par l'arme de l'assassin. Or, après de nombreux essais restés sans résultat satisfaisant, on réussit enfin à restaurer la mâchoire par l'application d'un appareil en caoutchouc.

Un des avantages essentiels de cette substance, avantage qu'on ne saurait trop apprécier au point de vue chirurgical, c'est qu'on peut, selon le degré de chaleur auquel on l'expose, lui donner de la dureté ou de l'élasticité. Il convient de remarquer aussi qu'on a là une substance inoxydable et incorruptible, de sorte qu'elle reste inaltérable au contact de la chair, et qu'elle n'envenime pas comme font la plupart des appareils métalliques auxquels on avait recours anciennement. Aussi, ne saurait-on trop applaudir à l'heureuse application qu'en font la plupart des chirurgiens, surtout en Amérique, où cette substance est constamment employée pour la construction des membres artificiels.

Dans ce dernier cas, le caoutchouc durci se recommande, en chirurgie, par une nouvelle propriété qui vient s'ajouter aux autres qu'il possède : c'est celle de s'assimiler facilement à plusieurs matières colorantes, de telle sorte que l'on peut lui donner la couleur de la chair; et lorsque, colorée de cette façon, on en fait un membre artificiel ou qu'on la substitue à quelque partie molle endommagée ou défectueuse, on obtient des résultats excellents (1).

Une qualité recommande encore le caoutchouc durci à l'attention du chirurgien dans quelques opérations spéciales et difficiles, c'est la possibilité qu'il présente de prendre, par un moulage convenable, la forme exacte des os ou des parties que l'on se propose de remplacer.

Toutes ces propriétés du caoutchouc en font une substance excellente pour préparer des palais artificiels. On les a faits d'abord avec du caoutchouc mou; mais, dans ces derniers temps, et grâce surtout à l'initiative de quelques chirurgiens américains, on en fabrique aujourd'hui la partie inférieure avec le caoutchouc durci et la partie supérieure avec du caoutchouc ordinaire.

Nous venons de signaler les avantages que les pièces artificielles en caoutchouc durci offraient en beaucoup de cas sur les pièces métalliques. Incessamment occupé depuis de longues années à rendre plus parfaite l'application de cette substance aux opérations buccales, nous étions curieux de voir quels étaient les perfectionnements que cette substance avait reçus depuis le jour où, le premier, nous avions eu l'idée de l'appliquer à des opérations dentaires.

Nous dirons que, après un examen attentif, nous n'avons pu découvrir des améliorations frappantes dans la composition

---

(1) Le caoutchouc durci bien foncé est un composé de 66 2/3 de caoutchouc et de 33 1/3 de soufre; pour colorer la matière en rouge, on emploie 44 parties de caoutchouc, 23 de soufre et 23 de vermillon; pour obtenir des nuances plus claires ou plus foncées, on ajoute, selon les circonstances, du zinc et des substances terreuses.

même de la substance; mais on ne saurait nier que dans sa coloration quelques progrès n'aient été faits. Tous ceux qui ont pu s'assurer des bienfaits que la découverte de cette substance a répandus sur toutes les classes de la société, doivent s'applaudir en voyant que, sauf quelques praticiens arriérés ou obstinés, tous les dentistes se servent aujourd'hui du caoutchouc durci, soit pour remplacer des os ou des parties molles de la bouche, soit pour servir de base aux dents artificielles.

§ 5. — Emploi des anesthésiques.

Dans les opérations douloureuses, le chirurgien-dentiste emploie volontiers des substances anesthésiques, afin de supprimer la douleur chez le patient. Parmi ces substances, l'éther et le chloroforme ont été, jusque dans ces derniers temps, le plus souvent employés. L'éther produit sur le système nerveux une action analogue à celle des narcotiques, tandis que l'insensibilité déterminée par le chloroforme est le résultat d'une asphyxie des voies respiratoires. L'inspiration de l'éther et du chloroforme détermine souvent de graves accidents ; parfois même la mort. Aussi les chirurgiens, et particulièrement ceux des États-Unis, ont-ils cherché avec soin quelque autre substance capable de produire l'anesthésie locale ou générale, exempte des dangers que présentent l'éther et le chloroforme. Grâce aux efforts d'un dentiste américain, Horace Wells, l'attention des chirurgiens se porta sur le protoxyde d'azote, dont Humphry Davy, le célèbre chimiste anglais, avait déjà reconnu les précieuses propriétés. Après le docteur Wells, de nombreux chirurgiens américains, et parmi eux le docteur Colton, établirent par des milliers d'expériences la supériorité du protoxyde d'azote sur les autres anesthésiques dans la chirurgie dentaire, surtout lorsqu'il s'agit d'opérations qui peuvent être promptement effectuées. Le protoxyde d'azote, composé de 63,6 d'azote et de 36,4 d'oxygène, peut être respiré sans aucun danger quand il est parfaitement pur, et, en le respirant, on éprouve des sensations agréables plus ou moins accentuées. D'ingénieux appareils ont été construits en Amérique pour la préparation et l'inspiration de cette précieuse substance anesthésique.

§ 6. — Examen sommaire des produits exposés.

En examinant les objets exposés spécialement par les dentistes, nous voyons dans de nombreuses vitrines des spécimens d'opérations saisissantes. Mais, plus les modèles exposés sont étonnants, plus l'on se trouve embarrassé pour les juger. Remplacer les os maxillaires par des morceaux artificiels, redresser les parties défectueuses de la bouche et de la mâchoire, certes, ce sont des opérations délicates et difficiles ; mais, pour les apprécier, il ne suffit pas d'examiner attentivement la mâchoire exposée qui représente celle sur laquelle le dentiste a opéré. C'est surtout dans des cas semblables qu'il serait indispensable de savoir si ces opérations considérables étaient opportunes, et si elles ont atteint le but qu'on s'était proposé ; en un mot, si le sujet opéré a eu lieu de se féliciter des opérations qu'il a subies. Or, nous le répétons, devant ces objets, le jugement reste en suspens.

MM. Jacowsky et Debray, de Paris, ont exposé des spécimens d'opérations d'os maxillaires remplacés par le caoutchouc durci ; et M. Debray a placé dans sa vitrine une bonne pièce en caoutchouc vulcanisé, remplaçant l'os maxillaire. M. Préterre, de Paris, a exposé de nombreux dentiers et palais artificiels, ainsi que des pièces buccales très-variées. Les pièces artificielles exposées par M. Dejardin offrent une grande similitude avec celles de M. Préterre.

M. Duchesne expose des appareils pour l'éthérisation locale, qui m'ont semblé ingénieux et bien conditionnés ; toutefois, nous devons ajouter que M. Favre, de Paris, fabricant d'instruments de chirurgie, réclame la priorité de cette invention, et cet instrument paraît être, du reste, une modification de celui de Richardson, de Londres. Quant à la clef couverte de caoutchouc qui se trouve dans la vitrine de M. Duchesne, c'est une invention fort ancienne. Le crampon qu'il expose est d'un modèle semblable aux daviers américains, et ses pièces artificielles en or et caoutchouc sont supérieures à beaucoup d'autres qui garnissent les vitrines voisines.

M. Gion, dentiste de Paris, expose un obturateur qui nous semble présenter quelque avantage dans les opérations du palais pour les cas où il est applicable. M. Ninck a produit de bonnes pièces en caoutchouc durci, et M. Weber, de Paris, expose des échantillons de caoutchouc noir qui, étant préparé sans matière colorante, est plus léger, plus durable et plus élastique. Sa préparation, qu'il fournit aux praticiens à des prix modérés, rend de bons services.

M. Paul Boyer a exposé des pièces artificielles comme la plupart de ses confrères de Paris. Il a ajouté à sa collection des machines-outils de son invention. Son four à air clos pour chauffer sans explosion les moufles qui servent à recevoir le caoutchouc pour le vulcaniser est un appareil fort ingénieux sans doute, mais nous craignons qu'il ne rende pas les services qu'en attend l'inventeur.

M. Rouy exhibe des morceaux faits avec soin ; toutefois, il y a trop d'embellissements dans ses pièces artificielles. A quoi bon guillocher ou charger d'incrustations des pièces qui doivent être, au contraire, très-simples et très-unies, puisqu'elles se trouvent en contact avec les parties molles de la bouche ? M. Crane expose des dents artificielles faites à la main : elles sont bien ouvrées.

M. Eberman, de Prague, et M. Pfeffermann, de Vienne, ont exposé des pièces artificielles qui, quoique lourdes, sont d'un assez bel aspect. M. Genotte, de Bruxelles, expose des dentiers sans ressorts, lesquels paraissent d'une bonne construction. Cadi Effendi, du Caire, a voulu également figurer à l'Exposition universelle ; mais les instruments de chirurgie dentaire qu'il a soumis à notre examen, sont pour la plupart tombés en désuétude aujourd'hui. Toutefois, eu égard au pays qu'il habite, les objets qu'il expose indiquent qu'un mouvement progressif s'y fait sentir dans les choses de la science.

M. Allen, de New-York, expose des pièces de gencives continues qui, devant être mises sur du platine, deviennent lourdes, mais qui sont très-belles.

§ 7. — Elixirs et poudres dentifrices.

Il y a encore un grand nombre de dentistes parmi les exposants du Champ-de-Mars ; mais il serait superflu de les énumérer, puisque les objets qu'ils exposent n'offrent aucune nouveauté. Çà et là quelques échantillons d'opérations plus ou moins authentiques ; partout des dents artificielles, montées avec plus ou moins d'élégance ; partout des boîtes et des flacons contenant des poudres et des eaux merveilleuses dont il est impossible à l'œil de constater les vertus.

Tout en nous déclarant incompétent pour porter un jugement sur les poudres et les élixirs exposés que nous n'avons pu examiner de près, nous sommes loin de méconnaître la grande importance de ces articles dans la pratique dentaire. L'hygiène de la bouche est une chose essentielle pour la conservation des dents, et, par suite, pour celle de la santé en général. La fabrication de dentifrices et d'élixirs a pris, dans ces derniers temps, un développement rapide, notamment à Paris, où la production atteint une valeur considérable, grâce à la qualité de l'alcool que l'on prépare en France et à l'abondance de cet article sur les marchés français. Dans la fabrication des élixirs et des poudres dentifrices, on doit avoir en vue de livrer à la consommation des substances médicinales dissimulées par des matières odorantes et agréables au goût. Aussi longtemps que les fabricants ne s'éloignent pas de ce principe,

on doit, au point de vue de l'hygiène, encourager leur industrie.

Peut-être ce rapport aura-t-il fait comprendre combien sont
nombreuses et intéressantes les industries qui se rattachent à
la science dentaire. S'il en a été ainsi, nous aurons pleinement
atteint le but que nous nous étions proposé.

Paris.-Imp. PAUL DUPONT, 45, rue de Grenelle-Saint-Honoré